CONTRACTURE RÉFLEXE

CONSÉCUTIVE

AUX

TRAUMATISMES ARTICULAIRES

PAR

CHARLES TOURVIEILHE

DOCTEUR EN MÉDECINE

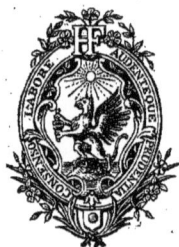

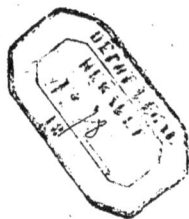

MONTPELLIER

IMPRIMERIE CENTRALE DU MIDI

(HAMELIN FRÈRES)

—

1882

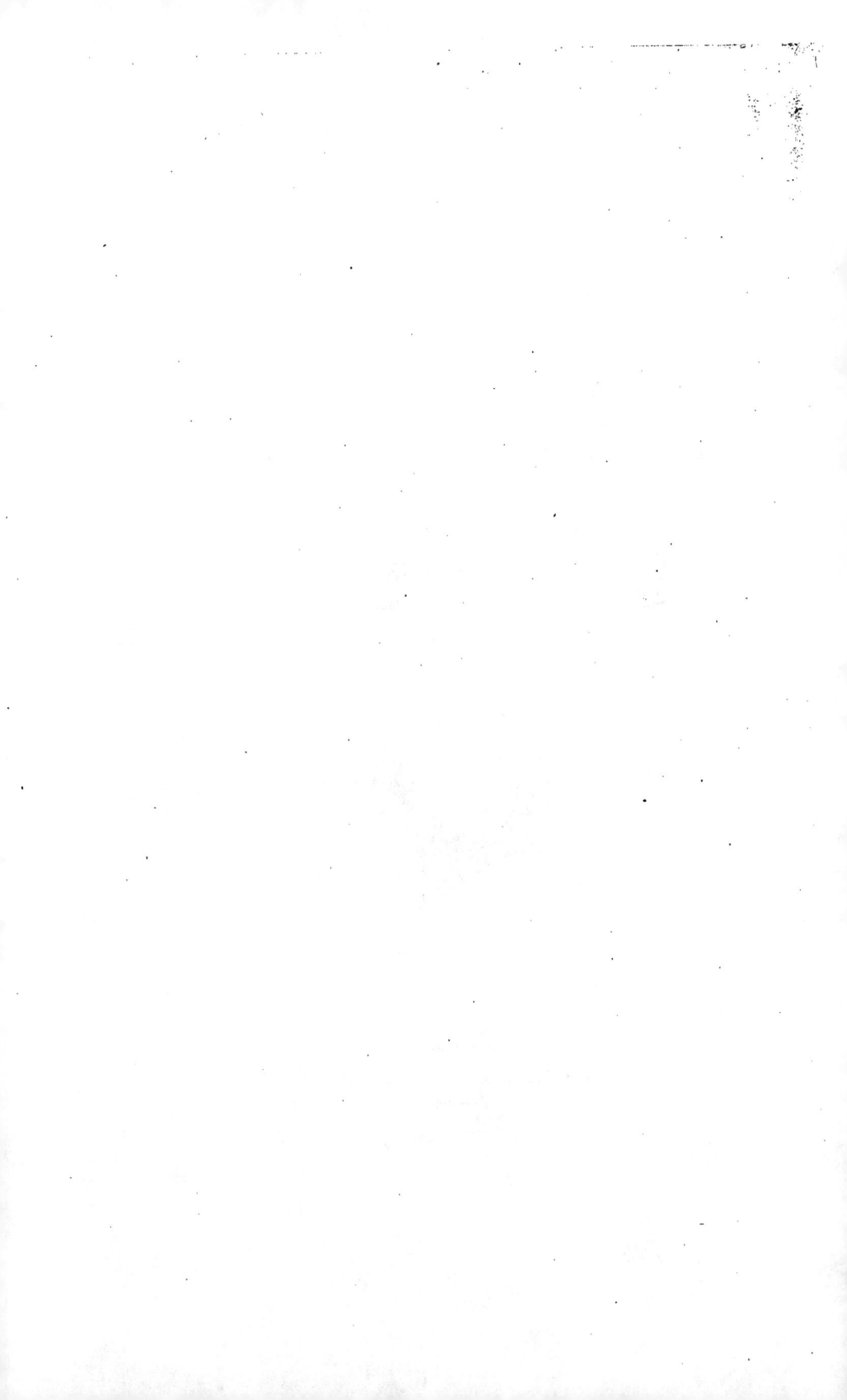

CONTRACTURE RÉFLEXE

CONSÉCUTIVE

AUX

TRAUMATISMES ARTICULAIRES

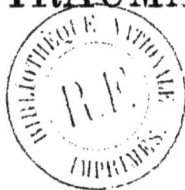

PAR

CHARLES TOURVIEILHE

DOCTEUR EN MÉDECINE

INTERNE DES HÔPITAUX DE MONTPELLIER

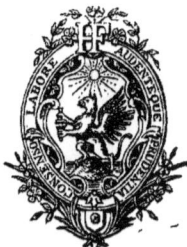

MONTPELLIER

IMPRIMERIE CENTRALE DU MIDI

(HAMELIN FRÈRES)

—

1882

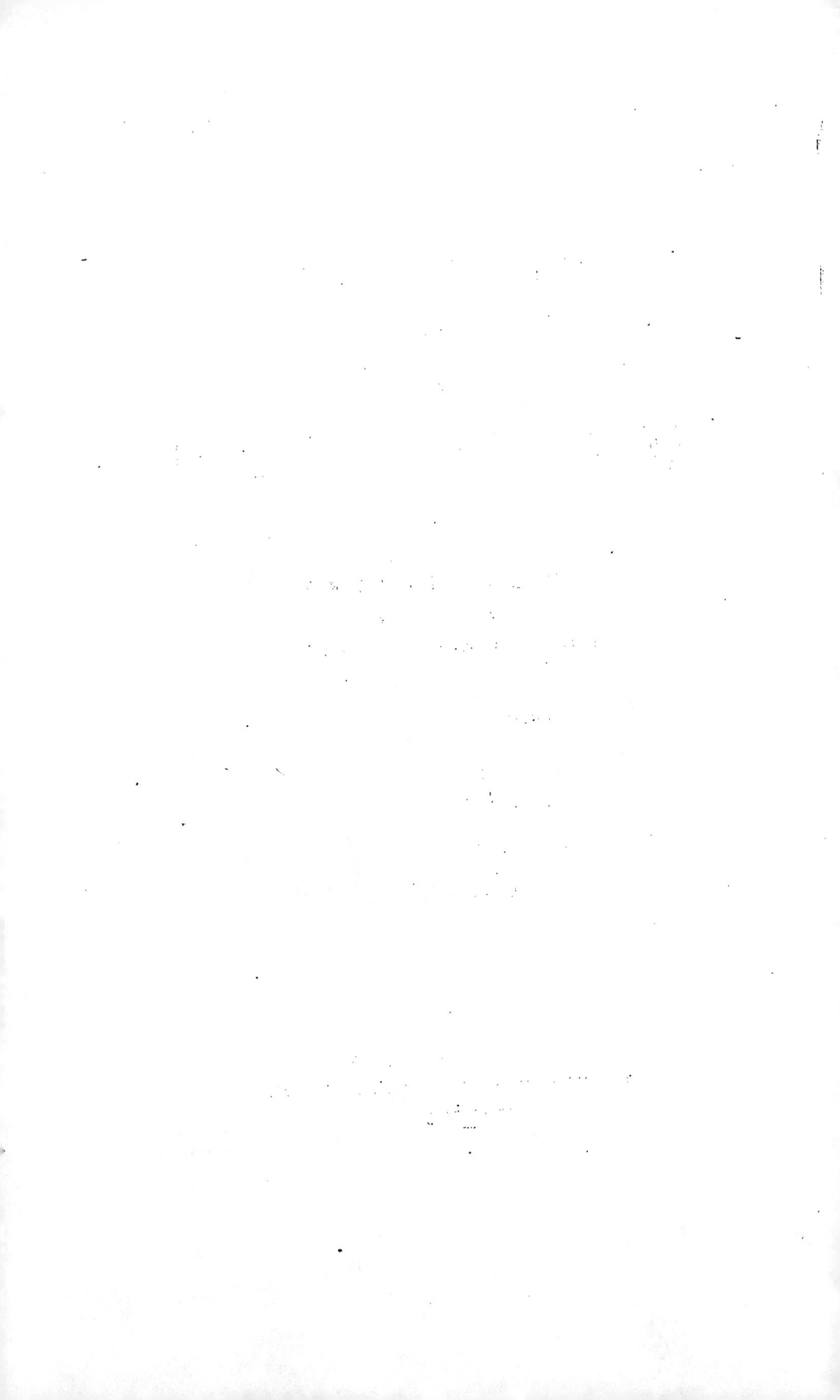

A MON PÈRE, A MA MÈRE

A MA GRAND'MÈRE

A LA MÉMOIRE

DE MON GRAND-PÈRE

A MON COUSIN FAYOLLE

Supérieur de l'Institution libre d'Annonay

C. TOURVIEILHE

A M. LE PROFESSEUR AGRÉGÉ BOURDEL

A MON PRÉSIDENT DE THÈSE
M. DUBRUEIL
Professeur de Clinique chirurgicale

A MES MAITRES DANS LES HOPITAUX
MM. GAYRAUD, SERRE, ROUSTAN, HAMELIN, SERRE
Professeurs agrégés

C. TOURVIEILHE

A MES AMIS

LES DOCTEURS BLAIZE ET GERBAUD

Chefs de clinique des hôpitaux de Montpellier

A MES AMIS

BROUSSE ET ESTORC

Internes des hôpitaux

A MES COLLÈGUES D'INTERNAT

FERNANDEZ, APOLINARIO, GIOUX ET GILLIS

A MON AMI SOL

Officier du génie

C. TOURVIEILHE

A MON AMI SERRE

Interne en pharmacie

A TOUS MES AMIS

O. TOURVIEILHE

CONTRACTURE RÉFLEXE

CONSÉCUTIVE

AUX TRAUMATISMES ARTICULAIRES

Certaines modifications des nerfs de la sensibilité produisent une excitation médullaire qui se manifeste par un acte réflexe. A l'état normal, en effet, on trouve des nerfs centripètes unis à des nerfs moteurs par une synergie telle que toute excitation de l'un amène l'entrée en action de l'autre. C'est Muller qui a signalé cette relation existant entre certains groupes musculaires et les parties sensibles voisines.

Physiologiquement, l'irritation périphérique est toujours contenue dans des limites telles que la contraction des muscles est plus ou moins passagère. Mais si, par une raison quelconque, cette irritation a une durée plus longue, si son intensité s'accroît, la contraction musculaire suivra une marche identique. Elle deviendra, elle aussi, à la fois plus intense et plus prolongée. Nous aurons alors ce qu'on appelle une *contracture réflexe*.

En pathologie, nous trouvons un grand nombre de ces contractures. Ainsi la fissure à l'anus détermine une contraction permanente de son muscle orbiculaire ; ainsi une ulcération de l'urèthre peut produire un spasme des muscles qui l'entourent.

Les muscles à fibres lisses présentent souvent, et avec la plus grande facilité, cette espèce de contraction musculaire. Placés à peu près en dehors du domaine de la volonté, ils sont très-aptes à obéir à toute excitation partant de leur noyau d'origine.

Néanmoins les contractures se rencontrent fréquemment dans les muscles de la vie de relation ; elles sont surtout consécutives aux lésions des nerfs sensitifs. Il n'est pas rare qu'une névralgie dentaire amène la contraction permanente des muscles masticateurs.

A la suite de lésions nerveuses, de contractions surtout, on voit se produire de la contracture. C'est d'elle que provient dans les fractures la difficulté qu'on éprouve souvent à rapprocher les deux extrémités osseuses. Dans les luxations, la contraction des muscles qui environnent l'articulation s'oppose quelquefois, d'une façon absolue, à ce qu'on puisse ramener au contact les surfaces articulaires.

Les exemples de ces contractures traumatiques sont très-nombreux. Pour n'en citer que quelques-uns, nous voyons Duplay rapporter le cas d'un jeune homme qui, à la suite d'un coup reçu sur un côté de la face, présente une contraction permanente des muscles de ce côté. Weis Mittchell raconte qu'un soldat, ayant reçu un projectile dans le plexus brachial, eut presque aussitôt une contracture tellement forte, qu'il fut obligé d'avoir recours à ses camarades pour être débarrassé de son fusil, que sa main raidie serrait convulsivement.

Dans l'ouvrage du même auteur, nous trouvons l'observation d'un autre soldat dont le bras fut traversé par un projectile ; aussitôt le pouce se fléchit en dedans avec une force si grande, que l'ongle pénétra profondément dans la peau de la paume de la main.

Dans toutes les lésions articulaires, les contractures sont la règle.

On sait l'influence qu'elles ont sur la position que prennent les membres dans le cas de tumeur blanche.

Les arthrites rhumatismales déterminent presque toujours aussi la contracture des muscles qui avoisinent l'articulation. Et, comme le remarque Onimus, cette contraction est bien plutôt le fait d'une excitation médullaire que celui d'une inflammation propagée par voisinage à la masse musculaire.

Hunter est le premier qui ait noté cette relation existant entre l'articulation malade et les muscles qui sont chargés de la faire mouvoir. Il admettait qu'il y avait là un fait de sympathie. Les muscles ont conscience que les parties malades ne peuvent pas répondre aux actions musculaires, et ils s'immobilisent pour immobiliser l'articulation en souffrance. Quoi qu'il en soit de l'explication, qui n'est guère plus de mise aujourd'hui, le fait de cet état d'immobilité n'en existe pas moins, et Verneuil a employé, pour désigner ces contractures, une expression pittoresque : il dit que les muscles sont en état de vigilance. M. Dally propose de les désigner sous le nom, très-juste, de contractures par appréhension.

Quand un traumatisme se produit sur une articulation, il arrive souvent que les muscles périarticulaires entrent en contracture. Etant donné ce que nous avons dit de l'arthrite, il est naturel de penser que, dans ce cas, nous avons affaire à une lésion de ce genre. Il est probable que généralement il doit en être ainsi. Cependant il peut arriver que cette contraction apparaisse alors même que l'articulation demeure intacte ou a peu près... ; c'est du moins Duchenne (de Boulogne) qui le prétend. Dans sa troisième édition de son *Traité d'électrisation*, il dit en effet : « Une contracture peut apparaître après que l'articulation lésée n'est plus douloureuse et alors même qu'elle paraît entièrement guérie. Voici l'observation sur laquelle il s'est fondé pour créer cette espèce de contracture :

Observation Iᵉ

Une jeune fille de seize ans, non hystérique, à l'âge de onze ans en 1861, à la suite d'une chute sur le dos de la main droite, fut atteinte d'une arthrite consécutive du poignet du même côté, qui lui laissa des douleurs irrégulières dans l'articulation et un peu de faiblesse dans le membre.

A treize ans et demi, les douleurs se ranimèrent et ne tardèrent pas à s'accompagner de contracture dans les radiaux.

Duchenne vit la malade en 1866, et constata ce qui suit : la main est fixée dans la pronation et la flexion; on ne parvient à redresser le membre qu'avec de violents efforts et au prix de vives souffrances imprimées à la malade ; dès que le membre est abandonné à lui-même, il revient à sa position primitive. Les usages de la main sont naturellement abolis. Le coude et l'épaule ont conservé leur mobilité.

Duchenne conseille l'application des courants continus et l'usage interne du fer. L'électricité ne peut être appliquée, et la contracture envahit d'autres muscles, entre autres les fléchisseurs des doigts, de telle sorte que les ongles s'enfoncèrent dans la paume de la main. Il survint des douleurs rachidiennes au niveau de l'origine du plexus brachial, douleurs qui furent combattues par l'application de ventouses scarifiées et de vésicatoires *loco dolenti*.

Au mois d'avril 1866, Duchenne revit la malade et, en outre des symptômes déjà mentionnés, il trouva que le biceps brachial et presque tous les muscles à l'épaule étaient contracturés ; le volume du membre était diminué.

Pendant quelques séances, Duchenne appliqua les courants continus, tantôt descendants et tantôt ascendants, en ne remontant jamais au delà de la portion moyenne du bras. Il se servait d'un appareil composé de 10, 20, 30 éléments au sulfate de plomb, suivant la tolérance.

Au bout de quelque temps, la malade pouvait ouvrir et fermer la main ; mais les muscles fléchisseurs étaient seuls relâchés. et la contracture persista dans les autres.

Duchenne eut alors recours à la faradisation des muscles contracturés : la contracture disparut en quelques minutes.

Au mois de décembre, avec le froid, la contracture reparut dans le court supinateur, la main gardant, du reste, la liberté de tous ses mouvements. La douleur rachidienne redevint plus vive, et résista à des vésicatoires et à des ventouses sèches.

En septembre 1867, la malade vient de nouveau trouver Duchenne, qui fit disparaître la contracture du court supinateur en faradisant les pronateurs et soulagea, au moyen de la faradisation cutanée, les douleurs spinales, qui ne tardèrent pas du reste à se reproduire avec plus d'intensité que jamais.

De cette observation il ne ressort pas du tout clairement que, dans l'espèce décrite par Duchenne, l'articulation soit intacte au moment où apparaît la contracture. Ce serait le contraire que semble prouver cette observation.

Cependant cette variété de contracture existe, nous le croyons du moins. Elle serait consécutive à la contusion des nerfs qui passent sur l'articulation. Ç'est ce que nous allons, du reste, chercher à démontrer dans notre travail. Nous désignerons au fur et à mesure quels sont les caractères qui peuvent les différencier des autres contractures. Enfin nous donnerons la pathogénie de l'affection, et nous terminerons en donnant le traitement qui a été fait dans les divers cas.

L'historique de la question se borne à bien peu de chose. Nous avons déjà cité Duchenne. Depuis, M. Dubrueil a fait sur cette contracture une clinique, dans le service de M. Verneuil, qu'il a publiée dans ses *Leçons de clinique chirurgicale.*

M. Boulant a fait paraître une observation sur un cas de ce genre.

Duchenne avait décrit cette contracture sous le nom de contracture réflexe ascendante par traumatisme articulaire. M. Dubrueil fait remarquer qu'étant donné qu'on la désigne sous le nom de *réflexe*, il est inutile d'ajouter le mot *ascendante*, et il se contente de l'appeler contracture réflexe par traumatisme articulaire. C'est ainsi que nous intitulerons notre travail, et nous allons commencer par donner la symptomatologie de la lésion ; mais, auparavant, qu'il me soit permis de remercier MM. les professeurs Dubrueil et Grasset de leur bienveillance et des conseils qu'ils m'ont donnés.

SYMPTOMATOLOGIE

La douleur, quel que soit le genre de traumatisme qui ait donné lieu à la contracture, paraît être assez vive dans les premiers moments de l'accident, mais sa durée est tout à fait passagère. Au bout de peu de temps, elle disparaît assez complétement pour permettre d'imprimer des mouvements à l'articulation sans que le malade éprouve de souffrances.

C'est seulement trois, quatre jours après, quelquefois un peu plus, que le malade éprouve une sensation d'engourdissement, de fourmillement, à laquelle succède bientôt une douleur d'intensité toujours assez considérable. A ce moment, du côté de la moelle apparaît aussi une sensation douloureuse assez vive pour obliger le malade à s'adresser au médecin, auquel il se plaint presque exclusivement de la souffrance qu'il endure à ce point, qui correspond à l'origine des nerfs qui se distribuent à la région lésée. Ainsi, dans la contracture consécutive à une chute faite sur le poignet, nous avons eu une douleur très-nette, augmentée par la pression, et qui siégeait à la partie postérieure et inférieure du cou. Elle est ressentie à la région lombaire du rachis, lorsque la contracture survient après l'entorse du pied. Voici une observation empruntée à M. Dubrueil et qui nous fera connaître la marche de ce symptôme :

Observation 11

C'est au mois de mars que M. Dubrueil vit le malade porteur de la lésion. Depuis quelques jours, il venait tous les matins à l'hôpital Lariboisière consulter M. Verneuil.

Le malade est âgé de seize ans, assez développé physiquement, fort intelligent du reste. Il est affecté d'un strabisme interne concomitant de l'œil droit, survenu dans la première enfance. Il n'a jamais eu de convulsions; mais cependant, à deux reprises différentes, il a eu, il y a quelques années, les orteils renversés sur la face dorsale des pieds.

Vers le mois de juin 1869, il tomba, en courant, sur le dos de la main droite. Il ne resta tout d'abord de cette chute qu'une contusion dont la douleur, momentanément assez vive, ne tarda pas à se dissiper.

L'enfant n'y songeait plus, lorsque, trois ou quatre jours après, la main devint douloureuse et les doigts s'étendirent et se rapprochèrent les uns des autres. Il survint en même temps quelques douleurs spontanées, augmentant par la pression et siégeant sur le rachis, au niveau de la partie inférieure de la région cervicale.

Un médecin appelé auprès du malade prescrivit un bain tiède et des ventouses scarifiées sur les côtés de la colonne vertébrale, à la hauteur du point douloureux. Sous l'influence de ces moyens, au bout de deux ou trois jours les douleurs et la contracture avaient disparu.

A la fin de juillet les accidents se reproduisirent, et le malade alla consulter M. Verneuil, qui le fit venir tous les jours dans les salles. Voici dans quel état il était alors : les doigts de la main droite étaient étendus et tous inclinés vers l'axe de la main, représentée, comme on le sait, par le médius, qui n'avait pas subi de déviation. L'index et l'annulaire se croisaient au devant de lui. Le pouce était également porté en dedans, et sa phalange unguéale était étendue sur la première. En outre, la concavité de la paume de la main était notablement exagérée; les espaces interosseux étaient douloureux spontanément, plus douloureux encore à la pression. Le malade disait souffrir un peu au niveau de la partie postérieure et inférieure du cou, et, en pressant sur les apophyses épineuses des dernières vertèbres cervicales, on augmentait la souffrance. Il était facile, sans déployer une grande force, d'écarter les doigts les uns des autres et de l'axe de la main; mais, abandonnés à eux-mêmes, ils reprenaient rapidement leur position.

En remontant aux données physiologiques, on arrivait à cette conclusion qu'on ne pouvait avoir affaire qu'à une contracture des interosseux palmaires, car la position dans laquelle étaient fixés les doigts était celle qui résulte de l'action de ces muscles.

Des douches d'éther pulvérisé, données sur la main, faisaient cesser la contraction, mais d'une façon toute momentanée. Elle se reproduisait rapidement.

Dans les premiers jours d'août, le membre supérieur droit tout entier devint le siége de douleurs très-vives, se manifestant surtout la nuit, et qui cédèrent à l'administration du sulfate de quinine ; mais la contracture persistait toujours, ainsi que la douleur du rachis.

L'application de cautères de chaque côté de la colonne vertébrale et l'administration du bromure de potassium produisirent une rémission qui ne fut du reste pas de longue durée. La contracture et les douleurs reparurent, et le malade vint me trouver.

Il fut soumis à l'application du courant continu descendant, obtenu à l'aide de l'appareil de Remack. L'application du courant était suivie de cessation immédiate de la contracture, cessation qui finit par persister dans l'intervalle des séances ; néanmoins, elle se reproduisait de temps à autre. A l'époque de la guerre, le malade quitta la France.

M. Dubrueil ajoute qu'il a revu le malade depuis peu (1875), et il lui a affirmé qu'il y avait assez longtemps qu'il était complétement débarrassé de tous ces accidents.

La contracture ne tarde pas à suivre la réapparition de la douleur; quelquefois même elle lui est antérieure et devient manifeste quelques heures seulement après l'accident.

La soudaineté de ce début est un caractère qui permet de distinguer la contracture qui nous occupe de celles qui reconnaissent une arthropathie pour point de départ. Celles-ci, en effet, ne naissent qu'après un temps relativement assez long, et alors que l'articulation est devenue plus ou moins malade.

Dans les arthropathies, les muscles attaqués les premiers par la contracture sont généralement les fléchisseurs. Dans notre cas, il n'en est plus ainsi. Tantôt, en effet, c'est un groupe musculaire qui sera immobilisé, tantôt c'est sur un autre groupe que se portera la contracture; son apparition est entièrement subordonnée à la violence extérieure, qui, on le comprend aisément, peut se produire sur un point ou sur un autre de l'articulation.

Tout ce que l'on peut dire de plus général, c'est que ce seront les muscles qui sont situés du côté le plus accessible au traumatisme qui seront le plus souvent et le plus fortement atteints.

La contracture ne se borne pas toujours aux muscles périarticulaires; elle peut se présenter en des points éloignés du siége de la lésion. C'est surtout pour le membre inférieur qu'on remarque ces contractures à distance survenant primitivement. Ainsi, dans une observation que nous donnons plus loin et où il s'agit d'une entorse du pied, nous avons une contracture au jambier antérieur, en même temps qu'une contracture des petit et moyen fessiers et du tenseur du *fascia lata*.

A ce sujet, M. Dubrueil a fait cette remarque très-intéressante, que les divers muscles qui se contractent ensemble sont précisément ceux qui entrent simultanément en jeu, lorsque nous nous mettons instinctivement en état de défense. Ce fait met pleinement en lumière l'acte réflexe qui a son point de départ dans le traumatisme.

Après s'être fixé sur l'articulation lésée, en avoir envahi successivement presque tous les muscles, cette contracture, au bout d'un temps assez variable, tend à se généraliser aux autres segments du membre. Elle constitue alors ce qu'on pourrait appeler la contracture secondaire. La marche de cette lésion est centripète; elle s'avance toujours vers la racine du membre.

Dans l'observation de Duchenne, que nous avons déjà citée, on peut voir, en effet, que la contracture, qui s'était montrée dans certains muscles du poignet sur lequel la maladie était tombée, gagne les muscles du bras, le biceps entre autres, et arrive enfin aux muscles de l'épaule.

Les douleurs que nous avons notées dans les muscles contractés et au rachis persistent pendant cette période. Il s'en ajoute même de nouvelles qui peuvent siéger en divers points : tantôt elles suivent le trajet de certains nerfs, tantôt elles sont disséminées sur le membre tout entier ; mais, le plus souvent on les rencontre dans les points envahis par la contracture, secondaire. Ces douleurs peuvent avoir un certain caractère d'intermittence ; quelquefois même on ne les ressent que la nuit ; dans ce cas, le sulfate de quinine les fait cesser avec une assez grande rapidité.

La sensibilité à la douleur n'est pas la seule qui soit modifiée. Dans nos observations, nous trouvons, en effet, notée une diminution survenue dans les sensibilités tactile. Dans quelle proportion cette diminution se produisait-elle ? Nous ne saurions le dire. Nos observations signalent, en effet, le fait sans aucun autre détail.

Cette contracture s'accompagna aussi de troubles profonds du côté de la nutrition.

Le premier et le plus constant est l'atrophie, qui est liée d'une manière pour ainsi dire indissoluble à la contracture. Celle-ci, en effet, se montrant presque aussitôt, nous constatons la présence de l'autre. Dans les atrophies survenant dans les diverses sortes d'arthrite, nous trouvons toujours un certain groupe musculaire qui est atteint. Ainsi, pour le coude, le poignet, ce seront les extenseurs ; dans les maladies articulaires au pied, ce seront les muscles du mollet ; rarement les péroniers latéraux. Dans le cas qui nous occupe, il est probable qu'il n'en est point ainsi, et que, comme la contracture, c'est un peu au hasard que frappe l'atrophie ; du moins, nos informations ne nous fournissent aucune indication pour dire qu'il en soit autrement. Quoi qu'il en soit, le membre paraît subir une diminution de volume assez considérable. Dans l'observation III, le côté sain, soit à la cuisse, soit au mollet, a un centimètre de plus de circonférence que le côté malade.

Dans le cas de M. Pierre Bouland, la cuisse gauche avait 8 centimètres de moins en circonférence que la droite, et le mollet gauche 16 centimètres de moins que le droit.

La température s'abaisse du côté malade. Dans une observation, alors que l'affection était en voie de guérison, on constata une différence de 2 dixièmes de degré. Dans un autre cas, cette différence était assez considérable pour être perceptible à la main.

La peau est froide, pâle, cyanosée en certains points ou dans une étendue considérable. Nous ne trouvons de ce côté aucun trouble bien notable ; pas d'érythème, pas de bulles, de vésicules, comme nous en rencontrons dans quelques cas de lésions nerveuses. L'observation suivante, que nous empruntons encore à M. Dubrueil, nous montrera l'association de ces divers symptômes : atrophie, abaissement de la température, troubles trophiques de la peau.

Nous reproduisons une observation de M. Dubrueil, dans laquelle nous trouvons la réunion de tous ces symptômes : atrophie, abaissement de la température.

Observation III

(Empruntée à M. Dubrueil)

Le malade est entré à l'hôpital de la Pitié le 20 février 1875. C'est un garçon de seize ans, bien portant et bien développé pour son âge, et n'ayant jamais été atteint d'aucune affection convulsive. Trois mois avant son entrée à l'hôpital, il tomba du haut d'une échelle et se donna une entorse à l'articulation tibio-tarsienne gauche. La douleur, qui du reste n'avait rien d'exagéré, diminua à la suite de l'application d'un bandage compressif.

Trois jours après l'accident, le membre inférieur gauche se portait dans la rotation en dedans, et le bord interne du pied s'élevait. Il survenait en même temps, au niveau de la fesse et de la région lombaire du rachis, des douleurs s'exagérant par la pression.

Un vésicatoire appliqué sur la fesse ne détermina aucun changement dans l'état du malade, qui se décida à entrer à l'hôpital, où l'on put constater ce qui suit : la cuisse et la jambe sont dans l'extension ; le pied est fléchi, à angle droit et en adduction ; la voûte plantaire est effacée ; le membre tout entier est dans la rotation en dedans.

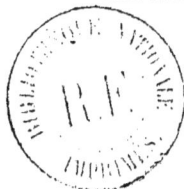

3

Au niveau du col-de-pied, on voit se dessiner une saillie formée par le tendon du jambier antérieur. Le malade ne peut ni fléchir les articulations étendues, ni mouvoir le pied, ni tourner le membre en dehors. Si on palpe la fesse, on sent à la partie antéro-supérieure une dureté très-grande dans la région correspondante aux petit et moyen fessiers et au tenseur du *fascia lata*. Il est manifeste que ces muscles sont contracturés, ainsi que le jambier antérieur.

Les douleurs au niveau de la fesse et des lombes persistent encore. On parvient à fléchir le genou et la hanche, mais il faut pour cela déployer une assez grande force, et ces mouvements sont très-pénibles pour le malade. Dès qu'on abandonne ces articulations à elles-mêmes, ells reviennent à leur position initiale. Il est assez facile, en saisissant le pied, de ramener le membre dans la rotation en dehors; mais, abandonné à lui-même, il revient à sa position primitive, comme s'il était mû par un ressort.

J'ai pu constater, en outre, que le membre mesuré, soit au niveau de la cuisse, soit à la hauteur du mollet, a 1 centimètre de moins de circonférence que le droit.

Les sensibilités tactile, à la douleur, à la température, sont considérablement diminuées; de plus, la peau du membre malade est en général pâle, quelquefois cyanosée.

L'état comparatif de la température a été pris sur le membre droit et sur le membre gauche, par la pose d'un thermomètre dans le creux poplité, la jambe étant maintenue fléchie sur la cuisse. Cette recherche, que M. Dubreuil reconnaît avoir été faite dans de mauvaises conditions, puisque c'était à une époque où le traitement, déjà institué, avait procuré une grande amélioration, cette recherche a montré qu'à gauche (du côté de la contracture), la colonne mercurielle s'arrêtait à 34°9, tandis qu'à droite elle s'élevait à 35°1, soit une différence de deux dixièmes. Il est possible et même probable que l'on eût trouvé une plus grande différence entre les deux températures, si l'on avait fait l'expérience à une époque où le traitement n'avait pas encore atténué les sympômes.

De la contracture et de l'atrophie consécutive résultent des positions plus ou moins vicieuses. Le pied peut présenter toutes les diverses variétés du pied-bot. Le membre inférieur est généralement dans la rotation en dedans, et les divers segments sont maintenus dans une extension forcée. A la main, la flexion et la pronation se rencontrent le plus souvent, les doigts demeurent étendus ou fléchis. Dans ce dernier cas, on doit veiller attentivement à ce que les ongles n'entament pas la paume de la main, comme il arriva dans le cas cité par Duchenne.

Les mouvements de l'articulation sont aussi plus ou moins abolis. Cependant rien de général ne peut être formulé à cet égard. Ces troubles varient, en effet, avec le nombre de muscles contracturés et atrophiés, et avec le degré de la lésion qu'ils présentent.

En résumé, marche ascendante, atrophie progressive, troubles de la circulation, tels sont les principaux symptômes que présente la contracture réflexe. Duchenne les avait déjà tous notés, et nous ne saurions mieux finir ce chapitre qu'en citant la description courte, mais complète, qu'il donne de l'affection.

« Cette espèce de contracture, survient, dit-il, à la suite de violences exercées sur certaines articulations, principalement celle du poignet, dans une chute faite sur le dos ou sur la paume de la main, violences qui produisent une arthrite plus ou moins intense et une simple et courte douleur articulaire. La contracture, qui est apparue quelquefois peu de temps après que l'articulation n'est plus douloureuse et lors même qu'elle est entièrement guérie, siége alors dans un plus ou moins grand nombre de muscles moteurs de cette articulation ; puis, à la longue, elle s'étend à d'autres articulations du membre du même côté. La douleur, limitée d'abord aux muscles contracturés, est modérée; elle gagne ensuite d'autres muscles, tout en restant plus vive dans ceux qui ont été primitivement affectés ; elle atteint enfin les troncs nerveux qui animent ces muscles, et enfin le plexus brachial. »

PATHOGÉNIE ET MARCHE

Le traumatisme qui produit la contracture est généralement d'intensité médiocre. Nous avons donc recherché si ce n'était pas de quelques dispositions du sujet que dépendait la gravité exceptionnelle des accidents. A cet égard, nos observations nous permettent d'affirmer le contraire. Dans un seul cas, en effet, nous trouvons de la scrofule ; dans tous les autres, il n'y a ni affections héréditaires, ni maladies antérieures graves ; jamais trace de névrosisme. Tout ce que nous notons, c'est que nos malades n'avaient jamais moins de douze ans ni plus de vingt. Mais il est évident que l'âge ne prouve rien dans l'affaire.

C'est donc à la lésion anatomique elle-même que nous aurons à recourir pour avoir l'explication de cette contracture. Malheureusement, pour la constater directement, l'autopsie nous manque ; nous espérons cependant pouvoir reconstituer la lésion en tenant compte, en même temps que des symptômes observés, des conditions dans lesquelles s'exerce la violence extérieure.

Nous savons, ainsi que nous l'avons dit dans notre premier chapitre, que les contractures réflexes succèdent d'une façon générale à une arthrite ou à une lésion nerveuse, surtout lorsque celle-ci est une contusion.

Dans notre cas, il est probable que l'arthrite existe toujours à un degré plus ou moins faible. L'entorse en présente, et la chute sur le poignet doit en produire dans les articulations de la région. Mais nous avons vu que les contractures dont le point de départ se trouve dans une arthropathie diffèrent de la nôtre par leur début, leur marche, etc. Cette arthrite n'a donc qu'un rôle secondaire, surtout dans la première période de l'affection. Nous la signalons simplement sans nous y arrêter.

Ce sera donc dans la contusion que nous devrons rechercher l'effet direct du traumatisme sur l'articulation. Et, en fait, n'en avons-nous pas tous les caractères ? La douleur primitive, le silence consécutif de la sensibilité, la réapparition de la douleur au bout de quelque temps : n'est-ce pas là, en effet, le propre de ce genre de lésion nerveuse ?

La disposition anatomique des parties nous explique facilement sa production. Au poignet et au coude, en effet, qui sont le point de départ constant de la contracture réflexe, les parties périarticulaires ne sont recouvertes que par une épaisseur assez faible de tissu ; qu'une chute ait lieu sur le poignet, les éléments nerveux seront comprimés entre une force considérable, représentée par le poids du corps augmenté de sa vitesse en ce moment, et la résistance extérieure. N'étant que faiblement protégés, ils éprouveront donc une altération de texture plus ou moins profonde. Il en sera de même pour le pied ; ici même, l'entorse, qui accompagne toujours la violence extérieure, viendra encore aggraver la lésion par les déplacements et le tiraillement auxquels elle soumet toutes les parties qui croisent la région.

Si, dans les autres articulations, la contracture réflexe se rencontre rarement, cela provient de ce que les nerfs, placés moins superficiellement, sont plus à l'abri des violences ; ou, leur opposant, en raison de leur volume, une résistance beaucoup plus considérable, ne subissent pas d'écrasement, comme cela arrive pour le pied et pour le poignet.

Cette contusion, ainsi que les faits cliniques le démontrent, est une des causes les plus fréquentes de névrite. Bientôt après l'accident, on voit donc se déclarer une hyperémie phlegmasique, caractérisée par de la rougeur ; de petites ecchymoses, une exsudation séreuse ou séro-fibrineuse épanchée dans le névrilème seulement ou dans les interstices des tubes nerveux : d'où l'augmentation de volume, et quelquefois même un ramollissement proportionnel à l'abondance de l'exsudation.

Grâce au passage de nombreux filets nerveux et à la réunion d'un grand nombre d'articulations, le pied et le poignet présentent une grande richesse nerveuse. Rien d'étonnant, par conséquent, à ce que le traumatisme intéressant, soit une branche importante, soit une surface considérable, détermine par la névrite consécutive un ébranlement médullaire, se traduisant par une contracture étendue. Dans notre premier chapitre, nous avons fourni des exemples probants à cet égard. Nous pouvons joindre encore l'observation suivante, empruntée à Gillet de Grandmont, et que Strauss cite dans sa thèse d'agrégation.

Cette observation a trait à un garçon de treize ans, chez lequel une éruption vésiculeuse, accompagnée de douleurs vives, apparut sur le bord radial de l'avant-bras gauche et de l'éminence thénar. En même temps, le pouce et les doigts de la main gauche se fléchirent en griffe. La contracture des muscles ainsi que les douleurs persistèrent pendant quinze jours, malgré l'emploi du courant continu et les injections hypodermiques. La contracture commençait à rétrocéder, quand, dans la nuit suivante, survint une nouvelle éruption de zona sur l'éminence thénar, et en même temps une recrudescence manifeste de la contracture. Le jeune malade entra dans le service de Barthez : la contracture, toujours localisée dans les muscles fléchisseurs des doigts, ne céda qu'au bout d'un mois aux injections sous-cutanées d'atropine. Pendant une nuit, subitement, un spasme de la glotte, ayant éclaté, mit la vie du sujet en danger.

Mais, si cet ébranlement médullaire nous explique parfaitement la plupart des symptômes qui se développent dans les premiers temps de l'accident, il ne peut nous donner la raison de la douleur, quelquefois très-vive, que les malades éprouvent à un point déterminé du rachis. De plus, si l'irritation fonctionnelle devait être seule invoquée, comment comprendre que, dans la plupart des cas, la contracture ne se présente dans tout son développement qu'au bout d'un temps plus ou moins éloigné, alors que l'inflammation locale est évidemment en voie de diminution.

Nous croyons que la cause de ces divers faits doit être recherchée dans une extension de l'inflammation. Celle-ci suivrait le trajet des nerfs et irait, par une marche centripète, jusqu'au noyau d'origine du nerf lésé. C'est Graves, le premier, qui eut l'idée de cette névrite ascendante. L'illustre clinicien avait remarqué, en effet, que les causes qui frappent de paralysie les **extrémités** périphériques des nerfs peuvent exercer aussi leur action sur les centres nerveux et atteindre des parties plus ou moins éloignées. Voici les passages dans lesquels il expose les raisons qui lui ont fait admettre cette théorie :

« Si une altération quelconque, après avoir atteint en ce point les extrémités, les muscles des nerfs, vient faire sentir son influence sur un autre point, la translation est au moins étrange, et il nous est fort difficile de concevoir pourquoi la paralysie d'une partie en produit une ailleurs. Une question se présente tout naturellement ici : une paralysie locale peut-elle, en s'étendant du côté des centres nerveux, déterminer une paralysie secondaire sur un point plus ou moins éloigné ? Oui, je dois le dire, on ne se préoccupe pas assez de cette question ; elle ne me paraît pas avoir été l'objet d'une étude attentive, et cependant ces recherches sont d'une importance considérable au point de vue pratique ; elles pourraient jeter un nouveau jour sur certaines modifications morbides fort obscures et fort embarrassantes. »

Et plus loin il ajoute :

« Si vous charriez de la neige, si vous plongez vos mains dans un mélange réfrigérant ou dans un liquide d'une basse température, au bout de quelque temps, les parties refroidies perdent leur sensibilité, puis leur motilité, et vous avez ainsi produit une paralysie locale momentanée, mais complète. Ces faits sont connus de tous. Mais il est un point qui n'a pas été signalé et qui se rattache directement à notre sujet. Cette paralysie n'est pas limitée aux doigts et aux mains ; elle s'étend plus loin : faites l'expérience, et vous verrez que les muscles de l'avant-bras ne peuvent plus exécuter les mouvements de flexion et d'extension, et que l'articulation du poignet est presque immobilisée. Ces muscles sont donc atteints par l'affection paralytique des parties refroidies ; et cependant, profondément situés, protégés par les vêtements, ils sont presque complétement à l'abri du froid. »

Cette théorie, restée longtemps à l'état de lettre morte, est aujourd'hui dans le domaine de l'anatomie pathologique ; et nous trouvons attachés à son étude un grand nombre de noms de savants distingués.

En France : Leudet, Dumesnil, Duchenne, Charcot, Vulpian, Jaccoud, Ranvier, Cornil, Pouscaré, s'en occupent. En Allemagne : Wundt, Neusak, Benedikt, Rosenthal, Nothnagel, font sur ce sujet des publications importantes.

Cette névrite ascendante nous fait comprendre aisément la production d'un grand nombre de faits pathologiques.

C'est par elle que Gull explique la paraplégie apparaissant dans le cours d'affections vésicales de longue durée. La myélite, dans ce cas, ne serait que la continuation de l'inflammation qui, atteignant tout d'abord les terminaisons nerveuses en contact avec la muqueuse malade, atteindrait la moelle elle-même en suivant le tronc du nerf d'où proviennent ces terminaisons.

La névrite optique suit quelquefois la contusion du nerf frontal. Boucher, qui cite ce fait, donne à l'inflammation une marche trop remarquable pour que nous ne citions pas ce qu'il en dit dans une clinique rapportée par Labadie-Lagrave :

« Vous connaissez tous l'histoire des ophthalmies dites *réflexes* et des amauroses qui succèdent aux plaies du sourcil. C'est encore dans une névrite ascendante que nous trouvons le chaînon, l'intermédiaire entre la lésion traumatique primitive et la lésion secondaire, qui aboutit souvent à l'amaurose. Que se passe-t-il, en effet, en pareil cas ? Le nerf sus-orbitaire, contus, tiraillé, lacéré, rompu par le traumatisme, s'enflamme ; l'irritation suit les tubes nerveux pour gagner le centre encéphalique ; et, en vertu des nombreux et inextricables filets anastomotiques dont la protubérance est sillonnée, cette névrite ascendante, arrivée aux cellules d'origine du trijumeau, ne peut-elle pas se réfléchir sur une de ces branches, ou même arriver de proche en proche et atteindre enfin, dans sa marche sourde et comme larvée, les filets d'origine du nerf optique, où elle développera une névrite secondaire à extension centrifuge ? Depuis que j'ai appliqué l'ophthalmoscope au diagnostic des maladies du cerveau et des nerfs, j'ai pu voir, chez un enfant de l'école des Frères de Saint-Nicolas, atteint d'une plaie du sourcil, une névrite optique dans l'œil affecté, une hyperémie excessive de la pupille, se confondant avec la rougeur uniforme de la choroïde. »

Il nous semble que ces exemples nous autorisent à admettre cette même lésion dans la contracture décrite par Duchenne, d'autant qu'elle nous donne, entièrement, l'explication de son apparition tardive.

Hayem a démontré en effet, en 1875, qu'à la suite de l'arrachement, ou de la section du nerf sciatique près de son origine, il se produit une myélite au-dessus et au-dessous du point correspondant à la racine du nerf lésé.

En serrant fortement un nerf à une distance éloignée de la moelle, entre les mors d'une pince, ou en l'irritant en ce point par le contact de cristaux de bromure de potassium, ou par la piqûre d'une aiguille chargée de nicotine, il a reconnu qu'on provoquait une myélite plus étendue et à marche plus rapide que dans l'expérience précédente.

Dans notre cas, les conditions sont les mêmes ; nous pouvons donc admettre que les lésions médullaires sont identiques. A la suite de la névrite ascendante se déclarerait une inflammation d'abord à peu près bornée au noyau d'origine de ce nerf ; celle-ci rayonnerait, en quelque sorte, tout autour de ce point primitivement atteint, et c'est ainsi qu'à mesure que cette extension se produirait, nous aurions des contractures de plus en plus généralisées.

En résumé, contusion nerveuse, névrite au point lésé, marche ascendante de cette névrite, inflammation médullaire plus ou moins localisée, telles sont les lésions anatomiques qui président à la production de la contracture ascendante.

Il est un symptôme qui accompagne constamment la contracture, ainsi que nous l'avons déjà vu : c'est l'atrophie musculaire, qui se traduit par une diminution de volume et de consistance et par un changement dans la couleur, qui devient pâle, puis jaunâtre, feuille morte ou blanchâtre.

Les lésions de l'atrophie musculaire ont été étudiées principalement par Montegazza, Erb, Vulpian.

Voici les résultats auxquels est arrivé ce dernier en sectionnant le nerf sciatique des lapins et en observant les moindres désordres musculaires consécutifs à cette lésion.

Dès le huitième jour après la section des nerfs, on constate déjà une modification dans les faisceaux primitifs, caractérisée par un gonflement de la cellule musculaire ; plus tard, vers la cinquième semaine, les noyaux intramusculaires sont très-abondants, en même temps que le diamètre des faisceaux musculaires a notablement diminué; par place même, la substance musculaire est interrompue, et la gaîne du sarcolemme revenue sur elle-même ; la striation transversale et longitudinale est nettement visible.

Dès la deuxième semaine, on constate dans le périmysium interne une accumulation d'éléments jeunes, probablement de globules blancs, parfois tellement abondants qu'il semble que du tissu de granulation se soit interposé entre les faisceaux primitifs. Vers la sixième semaine déjà, ces formations embryonnaires sont remplacées par du tissu conjonctif fibrillaire, ondulé, adulte, qui donne naissance à des cloisons épaisses : on est en présence d'une véritable cirrhose musculaire, ainsi que l'appelle Montegazza.

Dans la plupart des cas, il s'effectue dans le tissu connectif interstitiel un dépôt de vésicules adipeuses développées, selon la remarque de Vulpian, non pas dans l'intérieur des gaînes du sarcolemme, mais bien dans l'intervalle des faisceaux primitifs. Il s'agit là, non d'une métamorphose graisseuse des faisceaux musculaires, mais d'une véritable stéatose interstitielle.

Quant aux fibres musculaires elles-mêmes, leur diamètre se rétrécit de plus en plus, leur atrophie devient extrême. Au bout d'un temps quelquefois très-long, le muscle peut définitivement être remplacé par une bande fibreuse ou cellulo-adipeuse. Alors, on le comprend, l'affection, par suite du degré de la lésion musculaire, est complétement irréparable.

Les résultats obtenus par la section du nerf sont les mêmes que ceux que détermine toute autre lésion nerveuse. C'est ce qui résulte des recherches expérimentales de Vulpian: « J'ai, dit-il, piqué, écrasé, contondu, cautérisé de diverses façons des nerfs, et les résultats ont été sensiblement les mêmes que lorsque ces mêmes nerfs étaient cou-

pés. « Si l'on examine, au bout de plusieurs jours, le bout périphérique des nerfs cautérisés, on le trouve dans le même état que si le nerf
avait été simplement coupé ; quant aux muscles animés par ces nerfs,
ils sont modifiés aussi de la même façon que sous l'influence d'une section nerveuse. Bien plus, s'il y a, dans les expériences, une différence
entre les altérations musculaires produites par la lésion irritative des
nerfs et celles que détermine la simple section de ces cordons, c'est
dans ce dernier cas que l'on observe les modifications les plus profondes et les plus rapides. »

Nous pouvons donc admettre que cette marche de l'atrophie après la
section du sciatique est analogue à celle qui apparaît en même temps
que notre contracture, et le danger que présente la durée de la première doit également se retrouver dans la seconde.

Ces doubles trophiques ne se font pas seulement sentir sur le tissu
musculaire : le tissu cellulaire, la peau, sont également plus ou moins
atteints par les désordres nerveux.

Quels sont le mécanisme et le mode pathogénique qui président à ces
altérations musculaires ? Brown-Sequard admet, pour les expliquer, le
défaut d'action des vaso-moteurs et la paralysie vasculaire qui en résulte. Attaquée par Vulpian et par Jaccoud, cette théorie a contre elle
les résultats de l'expérience. Jamais, en effet, Vulpian n'a produit l'a-
trophie musculaire d'un côté de la face en coupant le cordon cervical
correspondant.

Charcot fait remonter à la névrite la production de ces troubles, sans
admettre toutefois que celle-ci donne toujours lieu à cette dystrophie.
« Toute névrite, dit-il, n'entraîne pas, tant s'en faut, la production de
troubles trophiques ; il faut, pour que ceux-ci se produisent, l'interven-
tion de causes que l'analyse n'a pas encore pu dégager. » Ses élèves,
plus affirmatifs, font jouer à la névrite le rôle essentiel, et voici comment Poincaré, qui partage cette idée, explique cette action : « Il est
facile de comprendre, dit-il, que l'irritation des éléments sensitifs peut
ébranler les cellules nerveuses absolument comme une cause irritante
extérieure, et qu'elle peut ainsi déterminer des troubles nutritifs dans

leur département. C'est alors un sinapisme venant de l'intérieur et non de l'extérieur. »

Vulpian combat cette manière de voir. Prenant le cas particulier des altérations musculaires, il se demande comment il se fait qu'un nerf sectionné, qui, par le fait même, au bout d'un temps plus ou moins court, perd ses propriétés physiologiques, puisse produire et entretenir un travail inflammatoire quelconque dans l'intérieur du muscle. La nature même des lésions produites lui fournit un argument contre la théorie de Charcot. De leur nature, en effet, ces altérations, étant atrophiques, ne portent point l'empreinte du travail inflammatoire que l'on suppose produit.

Vulpian admet que ces altérations des muscles, de la peau, de ses annexes, du tissu cellulaire sous-cutané, nées sous l'influence de celles des centres nerveux, ganglions rachidiens et axe bulbo-spinal, dépendent d'un défaut d'action trophique des centres nerveux.... Cette influence, dont l'action porte d'abord sur les nerfs moteurs et qui s'exerce par leur intermédiaire sur les muscles, a pour foyer la substance grise de la moelle épinière, comme Waller l'avait admis. » L'histoire des amyotrophies spinales est là pour fournir une preuve du rôle trophique dévolu à l'axe gris de la moelle. Cette théorie nous explique du reste très-bien la relation intime qui, dans notre affection, relie la contracture à l'atrophie. La même cause, en effet, qui donne naissance au premier de ces symptômes, peut parfaitement, en raison du rapprochement des centres moteurs et trophiques, produire chez ceux-ci des modifications qui se traduisent par les troubles nutritifs que nous avons notés.

Enfin, pour être complet, nous devons signaler les arthrites qui apparaissent sous l'influence de l'immobilité et de la pression continue auxquelles la contracture soumet l'articulation.

Au bout d'un certain temps, en effet, par suite de ces conditions anormales, la synoviale s'injecte, surtout aux points où elle présente des plis, des franges; elle s'épaissit; un épanchement plus ou moins abondant se fait dans l'intérieur de l'articulation. On constate des ramollissements dans les cartilages, aux points où ils pressent l'un contre l'autre.

Ce processus inflammatoire peut amener, si les causes ont une longue durée, les désordres les plus graves.

Nous avons une observation de contracture réflexe par suite de traumatisme qui nous fournit un exemple de ce fait. Le voici :

Observation IV

Auguste **X**., cultivateur, est âgé de dix-huit ans ; il a eu dans son enfance des accidents scrofuleux et la variole. Mais, depuis l'âge de douze ans jusqu'au moment où se produit l'accident que nous allons rapporter, il s'est toujours bien porté.

Il voulut, il y a deux ans, sauter d'un mur assez élevé ; au moment où il toucha le sol, il dut, pour se garantir, chercher un point d'appui dans ses mains tendues en avant. La main droite appuya sur la paume ; la gauche, de laquelle le malade tenait un couteau, appuya sur le dos, le poignet étant en flexion.

Aussitôt X. ressentit en ce point une douleur très-vive qui disparut assez vite, autant qu'il se le rappelle.

Quatre ou cinq jours après, des douleurs reparurent dans l'articulation ; il souffrait aussi beaucoup d'une douleur siégeant à la partie postérieure et extérieure du cou. En même temps, il s'aperçut que les mouvements du poignet n'étaient plus libres et que les doigts, rapprochés les uns des autres, ne pouvaient pas s'écarter quand il le voulait.

Il alla consulter un médecin, qui prescrivit une pommade calmante pour le poignet et fit appliquer deux cautères à la nuque, un de chaque côté de la ligne médiane, ce qui procura un soulagement qui, à vrai dire, ne fut que momentané.

Bientôt après, en effet, les douleurs reparurent aussi intenses que jamais, et la contracture envahissait les muscles de l'avant-bras, en même temps que celui-ci diminuait considérablement de volume.

Il alla faire une saison aux eaux thermales de St-Laurent, mais il n'éprouva aucune amélioration dans son état, et l'affection continua à gagner du terrain.

Quand nous avons vu le malade, son état général était des plus mauvais ; il se plaignait de douleurs vives siégeant dans tout le membre gauche; le point douloureux existait toujours à la nuque et était fortement augmenté par la pression. La contracture avait gagné tous les muscles du membre, dont les mouvements étaient complétement abolis.

On remarquait aussi au côté une diminution notable de volume ; la température y était aussi inférieure à celle du côté sain.

Mais ce qui frappait l'attention, c'était l'état dans lequel se trouvait le poignet : il présentait, en effet, un gonflement énorme ; au centre de la tumeur était une ouverture par laquelle s'écoulait du pus sanieux mêlé à des fongosités. Les os étaient nécrosés. Il était aisé de reconnaître une tumeur blanche arrivée à ses dernières limites.

Pour tout traitement, il n'y avait évidemment que l'amputation, que nous conseillâmes.

Depuis, je n'ai pas eu de nouvelles du malade.

L'arthropathie peut, au reste, trouver une cause adjuvante dans les troubles trophiques dont nous avons déjà parlé. Cette influence est, en effet, des plus puissantes. Les arthrites survenant dans le cours d'affections médullaires en sont une preuve évidente. Dans des expériences faites par Brown-Sequard sur des cobayes, on trouve des arthropathies n'ayant pour origine que les lésions traumatiques pratiquées sur la moelle de ces animaux.

Cependant, dans notre cas, la névrite ne paraît jouer que le rôle de cause occasionnelle. Elle prépare le terrain, et c'est dans l'immobilité et la pression déterminée par la contracture qu'on doit rechercher la cause déterminante.

C'est là, du reste, l'opinion de Vulpian, qui explique les inflammations survenant dans le cours des affections nerveuses par une distension violente des articulations, le contact continu, réciproque, des mêmes points des surfaces articulaires, et par le tiraillement prolongé des ligaments, des capsules articulaires et de la synoviale qui les revêt.

Le pronostic est entièrement subordonné à la durée de l'affection et au traitement suivi. Prise à temps, en effet, et soumise à l'électricité, la contracture disparaît sans laisser, pour ainsi dire, trace de son passage. Si, au contraire, elle est abandonnée à elle-même, les muscles peuvent subir, comme nous l'avons dit, une désorganisation qui rend toute réparation impossible, et, par des désordres articulaires qu'elle détermine, la contracture peut amener des résultats qui mettent en péril la vie du malade.

TRAITEMENT

La première indication à remplir est évidemment de diminuer l'excitabilité nerveuse, cause de la contracture. On pourra donc employer des dérivatifs appliqués au niveau des renflements cervico-brachial ou lombaire, suivant que la contracture siége sur le membre supérieur ou inférieur, et administrer à l'intérieur du bromure de potassium pour diminuer le pouvoir excito-moteur de la moelle. On peut associer à ce médicament des préparations d'opium, de belladone, qui combattront les douleurs, quelquefois si vives, ressenties pendant le cours de la contracture. Ce sont là des moyens utiles, il est vrai, mais tout à fait secondaires ; l'agent thérapeutique par excellence, celui qui amènera la guérison, est en effet l'électricité.

Cette électricité peut être employée sous deux formes : les courants interrompus et les courants continus. Nous ne parlerons pas de l'électricité statique. Ses effets utiles sont, en effet, tout à fait comparables à ceux que déterminent les courants interrompus, et, relativement à ceux-ci, elle a le désavantage de ne pouvoir être graduée et d'être d'un emploi incommode et dispendieux.

Les courants interrompus peuvent être appliqués de deux façons : on peut faire passer un courant dans le trajet des nerfs qui animent le muscle malade pour en épuiser l'excitabilité, ou, d'après la méthode de Duchenne, on électrise les muscles antagonistes de ceux qui sont contracturés. Ces deux méthodes ont donné d'excellents résultats. Malheureusement, dans le cas surtout d'excitation nerveuse, le remède, parfois, au lieu de guérir, empire le mal. Dans le procédé de Duchenne, en effet, au lieu de faire contracter simplement les muscles antagonistes, on peut obtenir, par action réflexe, une exagération de la contracture qui existait déjà ; dans celui qui consiste à électriser directement le nerf, est-on bien sûr de n'obtenir qu'une irritation, en quelque sorte substitutive, qui disparaîtra avec la cause qui la produit ? n'aurons-nous pas, au contraire, une augmentation dans l'excitation antérieure ? Quelques exemples semblent confirmer que le résultat malheureux peut être la conséquence de ce mode d'agir.

Aussi croyons-nous que, dans notre contracture, il vaut mieux s'en tenir à l'emploi exclusif des courants continus. Ceux-ci, en effet, diminueront l'excitation, produiront une sensation profonde du nerf, sans qu'on ait à craindre le moindre effet nuisible.

Cette raison, à elle seule déjà bien importante, n'est du reste pas la seule qui doive faire préférer l'usage de ces derniers courants. Nous avons montré, en effet, que des troubles trophiques, quelquefois très-graves, se font sentir dans les régions où siége la contracture. Or contre ces lésions nutritives, que pourront faire les courants interrompus ? Ne sait-on pas que leur rôle se borne simplement à produire une excitation musculaire, comme le ferait un excitant mécanique quelconque. L'électricité galvanique, au contraire, a une action très-puissante contre ces atrophies, par suite des combinaisons chimiques et des orientations moléculaires qu'elle détermine dans l'intimité des tissus.

Nous trouvons une preuve de l'efficacité de ces moyens dans les observations que nous avons déjà citées ; en voici une autre que nous empruntons encore à M. Dubrueil, et qui en est un exemple tout aussi probant.

Observation V

Le sujet est un jeune garçon de quinze ans, ayant été atteint dans son enfance de manifestations scrofuleuses légères, mais n'ayant jamais souffert d'aucune affection du système nerveux.

Le 7 janvier 1880, il vint à la consultation à l'hôpital Saint-Éloi, et me raconta ce qui suit : Le jour de Noël, en faisant des glissades sur la glace, il était tombé sur la face palmaire de la main gauche. Cette chute avait déterminé une vive douleur à la main, qui s'était immédiatement placée dans l'extension forcée, et n'avait pu être ramenée dans la rectitude qu'à l'aide de tractions assez énergiques.

Pendant la soirée du même jour, il survint un gonflement assez considérable de l'avant-bras et de la main, sur la face palmaire de laquelle il se développa une ecchymose. Le malade pouvait remuer la main ; mais ces mouvements étaient douloureux. — Application d'eau blanche.

Le lendemain, le gonflement avait augmenté ; les mouvements volontaires étaient impossibles. Le médecin du séminaire, où le malade est en pension, fit placer des sangsues sur la région postérieure de l'avant-bras et prescrivit des applications de cataplasmes. Les jours suivants, le gonflement disparut au niveau de la main et de l'avant-bras, mais persista au poignet. Les mouvements volontaires de la main étaient impossibles.

L'examen de la région malade me permit de constater qu'il existait encore un peu de gonflement autour de l'articulation radio-carpienne,

5

autour de laquelle la pression était douloureuse. La main était placée dans l'extension, sans que le malade pût lui imprimer aucun mouvement ; les doigts aussi étaient étendus et immobiles.

Les mouvements communiqués étaient douloureux, et il fallait, pour les déterminer, déployer une certaine force. La sensibilité était intacte.

Je cherchai s'il n'y avait pas eu une fracture de l'extrémité inférieure du radius, et je n'ai trouvé aucun symptôme. Je crus avoir purement affaire à une raideur consécutive à une entorse du poignet, et je recommandai d'imprimer à la main des mouvements communiqués et progressifs.

Je ne revis cet enfant que le 22 janvier. Ce jour-là, il me dit que son état, loin de s'améliorer, semblait empirer. Un nouvel examen me permit alors de constater quelques signes que je n'avais pas aperçus la première fois, et que mes souvenirs rapprochèrent des signes analogues que j'avais observés à Lariboisière, en 1869, sur un malade qui venait dans le service de M. le professeur Verneuil.

En outre de la position de la main, qui était étendue et immobile, on constatait l'état suivant des doigts : le médius était fortement étendu, sans déviation aucune; l'index et l'annulaire, également étendus, étaient appliqués sur la face palmaire du médius et inclinés l'un vers l'autre; le petit doigt, placé aussi dans l'extension, reposait par sa face dorsale sur l'annulaire; le pouce était accolé sur la face palmaire de l'index.

Le gonflement du poignet avait disparu. En palpant l'avant-bras, soit en avant, soit en arrière, on sentait que les muscles présentaient une dureté plus considérable que du côté sain.

Les sensibités tactile et thermique étaient intactes.

En imprimant à la main des mouvements communiqués, réitérés, je finis par assouplir l'articulation du poignet, de façon que le malade put exécuter quelques mouvements volontaires. Si j'écartais les doigts de la position qu'ils occupaient, ils y revenaient immédiatement.

Je conclus que la main était maintenue dans sa situation par la contracture des muscles de l'avant-bras, contracture qui prédominait du côté des extenseurs. Quant aux doigts, c'étaient manifestement leurs adducteurs, c'est-à-dire les interosseux palmaires, qui les fixaient dans la position où ils étaient placés.

Ce cas me parut, en raison du traumatisme initial qu'avait subi le poignet, devoir été rangé dans la catégorie de ceux que Duchenne a décrits sous la dénomination de *contracture ascendante réflexe par traumatisme articulaire.*

Voici le traitement qui fut alors institué : un vésicatoire fut appliqué sur la colonne vertébrale, au niveau de la partie inférieure de la région cervicale. Le malade prit du bromure de potassium en commençant par 6,50 centigr. et poussant jusqu'à 2 grammes. Tous les jours, j'appliquais le courant continu ascendant de la façon suivante : la main contracturée était plongée dans un bain d'eau salée, dans lequel je plaçais aussi le pôle négatif de la pile, dont le pôle positif était promené sur le rachis au niveau de la région cervicale; en comprenant aussi la moelle dans le circuit, on obtient un effet plus énergique. Je me servais de 18 ou de 20 éléments de la pile de Léclanché. Ces séances duraient de deux à cinq minutes.

Le passage du courant produisit un relâchement immédiat des muscles contracturés, et le malade pouvait alors commander sa main et ses doigts. Les premiers jours, la contracture se reproduisait dans l'intervalle des séances ; elle se manifesta surtout un jour que la main du malade avait été exposée au froid.

Au bout de quelques séances d'électrisation, la contracture avait disparu et la mobilité était parfaite.

La dernière application du courant continu a eu lieu le 12 février. Depuis cette époque, je n'ai pas revu le petit malade ; mais je suis à peu près certain que, si les accidents s'étaient reproduits, il serait venu me trouver.

Je noterai, en terminant, qu'au début du traitement j'avais fait prendre comparativement la température de la paume de la main, du côté sain et du côté malade ; le thermomètre était maintenu appliqué sur la région palmaire par de la ouate. On a trouvé 24°8 du côté sain et 20°6 du côté malade.

La température de l'air ambiant était en ce moment très-basse.

Dans cette observation, les courants continus ont une marche descendante. Un pôle est appliqué sur le rachis, et l'autre sur le membre malade, de façon que la moelle soit comprise dans le circuit. D'après les expériences et les observations cliniques de Legros et Onimus, qu'ils ont communiquées à la Société de biologie, c'est ce mode d'application qui donne les meilleurs résultats.

Les appareils qui engendrent les courants continus sont très-nombreux : on a des piles au sel de mercure, au chlorhydrate d'ammoniaque, au chlorure d'argent; mais celles qui paraissent devoir être préférées sont les piles au sulfate de cuivre. Elles unissent, en effet, à une grande constance une assez faible action chimique, condition indispensable pour le traitement médical. Les appareils de ce genre dont on pourra se servir sont ceux de Remak ou d'Onimus. Ces derniers sont fabriqués à Paris par M. Brewer, et se trouvent également chez M. Collin.

Le nombre des éléments à employer est assez variable; on peut aller de quatre éléments jusqu'à cinquante et plus. L'intensité du courant produit doit être modifiée dans de larges limites, suivant les cas qui se présentent. Cependant, contre notre affection, on peut toujours lui donner une intensité assez considérable, étant établi qu'il n'y a aucun danger à exciter la peau et la circulation.

Cependant il est une façon d'opérer préconisée, dans les premiers temps de sa carrière, par Hiffelsheim, qui l'abandonna plus tard, et dont nous devons dire un mot par suite des avantages que lui reconnaît M. Lefort. Ce procédé consiste à remplacer en quelques points l'intensité du courant par sa durée. Au lieu de donner d'un seul coup la dose nécessaire d'électricité, on la fait prendre dans un espace de temps considérable. Les courants employés dans ce cas prennent le nom de *permanents*.

Voici comment M. Lefort s'explique sur le compte de ces courants, dans un rapport lu à la Société de chirurgie, le 20 mars 1872 :

« M. Lefort, après avoir passé en revue, d'une façon générale, les avantages qu'on pouvait retirer de l'emploi des courants continus ; avoir dit qu'ils pouvaient, en excitant l'action du nerf, agir sur tous les phénomènes qui sont, d'une manière médiate, sous l'influence de l'innervation, c'est-à-dire sur la calorification, la nutrition et même le fonctionnement des organes, dit : « Il m'a semblé que, pour venir en aide à l'action nerveuse, sans crainte de la perturber violemment, il faut employer des courants faibles, et que, de plus, les actions nutritives étant continues, il faut agir, non par de courtes séances, mais d'une manière en quelque sorte permanente. »

Plus loin : « Cette faiblesse du courant, son peu de tension, semblent le rendre incapable de traverser les tissus et d'influencer les parties profondes. C'est là l'objection qui se présente tout de suite, lorsqu'on n'a égard qu'aux phénomènes électriques observés dans les corps, ou à la surface des corps inorganiques. C'est en vertu de ces idées qu'on emploie des courants à forte tension, dans la conviction que c'est seulement ainsi qu'on peut opérer profondément. C'est l'opinion de M. Onimus, auquel ses beaux travaux sur l'électricité médicale donnèrent une légitime autorité en pareille matière. »

Le hasard m'ayant fait me rencontrer avec M. Onimus, lorsque je priai M. Trouvé de m'envoyer à Lariboisière les quatre éléments dont je désirais me servir pour les deux malades que je vous ai présentés, notre confrère émit plus que des doutes sur la possibilité d'obtenir un effet quelconque par un pareil moyen, et je crois que, sans son extrême urbanité, il eût émis sur ma tentative une opinion plus défavorable encore. Heureusement j'avais, pour ranimer ma confiance, l'expérience du passé, et ces deux nouveaux succès viennent encore la confirmer.

Contre l'objection que le galvanomètre n'indique pas le passage du courant, lorsque les rhéophores sont éloignés l'un de l'autre, et que ces guérisons pourraient bien n'être qu'une simple coïncidence, M. Lefort ajoute : « Le passage du courant est certain, puisqu'il se pro-

duit des effets matériels qui ne laissent aucun doute sur l'action électrique ; lorsque, en effet, on n'avait pas soin d'appliquer une compresse
mouillée sous le rhéophore et qu'un des points de la surface métallique
était en contact avec la peau, on était sûr, en pareil cas, qu'il se
produirait une eschare, et j'ai dû me prémunir contre la possibilité de
cet accident en enfermant les rhéophores dans de petits sacs de linge. »
« Les courants produits par un ou deux éléments de Callot de moyenne
grandeur agissent, cela est aujourd'hui hors de doute.

Quant au mécanisme de l'action, MM. Legros et Onimus en ont eux-
mêmes, dans leur ouvrage, donné l'explication : « Il faut, disent-ils, pour
électriser directement les nerfs, employer des courants à haute tension, et, comme nous l'indiquerons tout à l'heure, rapprocher le plus
possible les nerfs des électrodes. Mais, hâtons-nous de le dire, le nerf
vivant n'est pas un conducteur ordinaire : ses propriétés physiques le
rendent, il est vrai, mauvais conducteur de l'électricité ; ses propriétés
vitales, au contraire, le rendent très-sensible aux phénomènes électriques. Il n'a pas besoin d'être traversé dans toute sa longueur par le
courant pour réagir et pour être influencé par l'électricité : il lui suffit pour cela d'être traversé en un point ou, peut-être mieux, d'être
rapproché d'un courant électrique. Il possède presque la sensibilité
et les propriétés de l'aiguille aimantée, comme semble le prouver la
sensibilité de la grenouille dite *galvanoscopique.* »

: J'accepte pleinement, pour ma part, le rapprochement fait par les
auteurs du *Traité d'électricité médicale.* En effet, ne pourrait-on pas
admettre que l'action du courant faible et permanent d'une ou deux
piles de Daniell ou de Callot pût influencer les courants électriques
naturels développés au sein de nos tissus, courants qui paraissaient
être sous l'influence de la nutrition ? »

. M. Onimus, tout en reconnaissant que les courants permanents ont
une certaine influence, répudie leur emploi à cause de leur faible
tension, de l'excitation, de la douleur qu'ils déterminent et des escha-
res qu'ils produisent. Il fait remarquer que ce courant n'est même pas
constant, comme on le prétend, puisque la conductibilité de la peau

varie d'un moment à l'autre, à mesure que l'épiderme est plus ou moins humecté ou qu'il est détruit, comme cela arrive presque toujours.

Dans nos observations, du reste, les courants d'intensité plus ou moins considérable ont été les seuls employés. Ils ont donné d'excellents résultats ; nous ne pouvons donc que les conseiller.

Cependant, dans certaines circonstances, alors que les malades ou des personnes étrangères à la science devront se servir de l'électricité, les courants permanents peuvent rendre de réels services. On se sert, en effet, de courants modérés, qui ne font craindre aucun inconvénient sérieux, au lieu de courants énergiques, dont l'emploi, ainsi que le dit Onimus, exige toujours la science nécessaire et l'expérience voulue. Dans ce cas, ce sont les chaînes de Pulvermacher auxquelles on doit avoir recours, de préférence à tous les autres appareils.

Ces chaînes sont formées de fils de cuivre et de zinc, séparés les uns des autres par des fils de chanvre ou de soie. Il suffit de les plonger dans du vinaigre ou de l'eau salée pour obtenir aussitôt la formation du courant ; la seule transpiration peut suffire à établir un courant, faible il est vrai, mais encore assez sensible. Cet appareil peut être tenu à distance du malade, et le circuit est formé par des fils conducteurs qui viennent se relier à des tampons, ou bien s'appliquer directement sur le corps, et les fils métalliques sont alors recouverts par des morceaux de laine qui protègent la peau et que l'on mouille pour les rendre bons conducteurs.

L'effet du traitement par les courants continus est rapide : au bout de quelques jours, déjà l'amélioration est notable. Quant à sa durée totale, elle varie selon le plus ou moins d'ancienneté de la maladie : lorsque la contracture est de fraîche date, la guérison s'effectue rapidement ; mais si, au contraire, le traitement n'a été commencé que tard, il doit être quelquefois continué pendant des années, pour qu'on obtienne une rémission complète des accidents. Nous en avons un exemple dans l'observation suivante, que nous empruntons à M. Pierre Boulant.

Observation VI

Chez ce malade, l'affection siégeait au membre inférieur gauche, et il y avait, en outre de l'entorse tibio-tarsienne, une fracture du péroné et du col du fémur. L'accident est arrivé le 30 décembre 1875 ; le sujet, jeune garçon de treize ans, était au collége des jésuites à Dôle, et jouait ce jour-là aux montagnes russes, jeu qui consiste à faire rouler un chariot sur un plan fortement incliné. Celui dans lequel il se trouvait prit une mauvaise direction, et il s'arrêta en arc-boutant le pied gauche contre un arbre. Le choc fut très-violent. L'enfant perdit connaissance pendant son transport à l'infirmerie. Il se rappelle que, revenu à lui, il essaya en vain de faire mouvoir le membre inférieur gauche, qui était tourné en dehors, le pied reposant sur sa face externe. Celui-ci et la jambe devinrent très-rapidement enflés. Pendant les premiers jours, on se borna à appliquer des compresses imbibées d'eau blanche. Lorsque le gonflement eut diminué, on constata une fracture du péroné et on plaça un bandage silicaté, enveloppant le pied et la jambe jusqu'au-dessous du genou. L'enfant resta couché, tout mouvement du membre blessé étant impossible. Après un mois il commença à pouvoir déplacer un peu la cuisse avec les mains, mais en provoquant de vives douleurs à la hanche et à la fesse. Des douleurs lancinantes se faisaient aussi sentir spontanément, à intervalles plus ou moins éloignés. Elles devinrent plus fréquentes et plus fortes lorsque, le bandage étant enlevé, on essaya de faire marcher le malade. On s'aperçut alors qu'il existait une contracture des fléchisseurs de la cuisse et du pied et des extenseurs de la jambe. Elle disparaissait pendant le sommeil anesthésique et elle survenait immédiatement au réveil. Cette particularité permit de fixer la jambe dans la flexion, à l'aide d'une courroie qui relevait le talon à la ceinture. Mais il se produisit de si violentes douleurs au genou, qu'il fallut lâcher les liens : la jambe se redressa aussitôt comme un ressort qui se détend. Cette tentative fut renouvelée une seconde fois avec le même insuccès.

On se décida alors à conduire le malade à Lyon, pour consulter M. Ollier. Ce chirurgien, préoccupé avec raison de l'état de la moelle, fit appliquer à la région lombaire trois larges cautères de chaque côté du rachis. Ils suppurèrent pendant deux mois, sans qu'il se produisît d'amélioration. Le fer rouge au milieu des plexus lombaire et sacré, les ventouses profondément scarifiées avec le bistouri aux mêmes points, les bains à vapeur d'eau salée, ceux-ci très-prolongés, restèrent sans effet appréciable.

Comme l'état général était devenu mauvais, M. Ollier engagea le père du malade, M. de Saint-S..., à placer son fils à la campagne dans de bonnes conditions hygiéniques, ajoutant qu'il existait probablement une affection médullaire très-grave, laissant peu d'espoir de guérison. M. de Saint-S... suivit ce conseil, mit son fils en Bourgogne chez un ecclésiastique, où sa santé ne tarda pas à s'améliorer. Un an après, elle était devenue excellente, mais l'état local restait toujours le même. C'est à cette époque, 22 août 1876, que je vis le malade pour la première fois, à Chalon-sur-Saône.

Dans la station verticale, le membre inférieur gauche faisait avec le bassin un angle obtus de 130° environ ; la jambe était étendue, le pied fléchi à angle droit, la pointe complètement tournée en dehors. Le triceps aural, les adducteurs de la cuisse et les muscles antérieurs de la jambe étaient durs, rigides.

On pouvait faire agir facilement la cuisse dans le sens de la flexion, mais tous les autres mouvements étaient très-limités et très-douloureux ; la raideur du genou et du pied étaient invincibles, et, lorsqu'on essayait de ramener en avant la pointe de celui-ci, on déterminait de vives douleurs à la hanche.

Il existait assez souvent à la région fessière des douleurs spontanées, lancinantes, que la pression et les mouvements augmentaient.

La cuisse gauche avait 8 centimètres de moins en circonférence que la droite, et le mollet gauche 6 centimètres de moins que le droit.

Quant aux divers modes de la sensibilité, ils étaient très-manifestement moindres à gauche qu'à droite.

Je n'ai pas pris la température, faute d'instrument convenable ; mais, du côté malade, il devait y avoir une différence notable, car la peau était froide, pâle et marbrée en certains points.

Le malade marchait avec des béquilles, la jambe gauche portée en avant, et il prenait ainsi un exercice suffisant.

Chez mon malade, dit M. Boulant, la flexion de la cuisse et du pied, ainsi que l'extension de la jambe, étaient évidemment déterminées par une contracture réflexe ; mais la rotation en dehors dépendait-elle de la même cause ? Il était permis d'en douter. Cette rotation, en effet, s'était produite immédiatement après l'accident, comme cela a lieu dans les fractures du col du fémur ; de plus, le membre paraissait raccourci de 3 ou 4 centimèt. environ, autant du moins qu'on pouvait le constater en plaçant les membres inférieurs dans la même flexion ; enfin la saillie trochantérienne gauche était très-notablement affaissée. Les fractures du col du fémur sont, il est vrai, très-rares chez les jeunes sujets ; cependant on en trouve des exemples. M. de Saint-Germain me disait dernièrement qu'il en avait déjà vu trois chez de jeunes garçons de 13 à 14 ans. J'étais donc rationnellement amené à penser que la rotation en dehors résultait d'une fracture du col du fémur, aujourd'hui consolidée, et que le traitement n'avait à s'occuper que de la contracture qui maintenait la cuisse et le pied dans la flexion, et la jambe dans l'extension.

Le malade fut traité par les courants continus de la façon suivante : Le pôle positif fut placé au bas de la région dorsale, et, à l'aide d'un conducteur bifurqué, le pôle négatif était fixé sur le triceps crural et sur le milieu de la région jambière antérieure. A cause de la résistance organique du sujet, il fallut une batterie de dix-sept petits couples de Gaiffe, au bioxyde de manganèse, pour obtenir un courant de cinq, dix millièmes d'intensité du galvanomètre de Gaiffe. Les séances devaient durer trois ou quatre heures par jour.

Pendant les six premiers mois, le traitement fut suivi très-irrégulièrement. Il y eut entre les séances un intervalle de plusieurs jours, quelquefois même d'une semaine entière. Malgré ces négligences, vers le septième mois, on pouvait constater une certaine amélioration : les douleurs spontanées étaient plus éloignées, et celles que provoquait l'effort d'extension passive de la cuisse, moins fortes.

Au mois de février suivant (1877), M. Boulant écrivit de changer la direction du courant, ce qui ne fut fait que six mois plus tard. Le malade, qui ne croyait pas sa guérison possible, ne mettait aucune suite dans son traitement.

Plusieurs mois se passèrent sans aucun changement appréciable. Vers la fin de l'année, on pouvait écarter un peu plus la cuisse, mais l'extension n'avait pas sensiblement gagné. Ce petit progrès avait éveillé l'espérance, et, à partir de ce moment, les électrisations furent faites avec régularité.

L'amélioration continua pendant les premiers mois de 1878. Le 15 juillet, je constatai que l'abduction était presque normale, que l'extension avait augmenté et que, d'une manière générale, les mouvements de l'articulation coxo-fémorale étaient plus étendus et ne déterminaient aucune douleur. Quant au genou et au pied, ils étaient toujours aussi raides. Le membre avait grossi : la différence entre les deux cuisses n'était plus que de 5 centimètres, et celle des mollets de 4 centimètres.

Au mois de novembre 1878, le malade fut placé à Paris chez un professeur, pour y terminer ses études, et je pus alors surveiller le traitement.

La contracture du psoas iliaque disparut complétement au bout de quatre mois, et l'articulation de la hanche reprit toute sa liberté. Mais, comme les muscles antérieurs de la cuisse et de la jambe conservaient la même dureté à la pression, je concentrai sur eux l'action du courant (mars 1879), en plaçant le pôle négatif sur le triceps crural, et le pôle positif sur le jambier antérieur et l'extenseur des orteils ; je fis faire en même temps, et trois fois par semaine, des manipulations méthodiques de la totalité du membre.

A la fin de juin, le malade affirmait que le genou était moins raide, mais je ne pus y déterminer aucun mouvement de flexion. Cependant le biceps crural paraissait moins dur, moins rigide ; par moment, la masse charnue semblait même se laisser déprimer par les doigts.

Ce fut seulement au mois de décembre suivant que le genou céda enfin à une pression lente et continue ; la douleur était très-vive, et la contracture reparaissait aussitôt.

Malgré l'impatience du malade, je jugeai prudent d'ajourner les manœuvres de flexion. Je les repris en février 1880, et je les continuai plusieurs fois par semaine jusqu'à la fin de juillet ; à cette époque, la jambe ne pouvait pas être encore fléchie à angle droit. La marche avec une canne était facile. Depuis, elle a beaucoup gagné ; elle se fait sans raideur et sans appui.

Ce résultat peut être considéré comme une guérison. Le sujet est rendu à la vie commune ; il fait de longues courses sans fatigue. Mais la rotation en dehors persiste, et, pour ramener la pointe du pied en avant, il faut faire tourner le bassin. La saillie trochantérienne gauche est moins prononcée que la droite ; le pli de la fesse gauche est plus élevé que celui de l'autre côté ; enfin, le membre mesuré dans la position horizontale, les crêtes iliaques étant exactement sur une ligne perpendiculaire à l'axe du corps, on trouve un racourcissement de 35 millimètres, qui a nécessité un exhaussement de la chaussure. En un mot, toutes les conséquences d'une fracture consolidée du col du fémur persistent, tandis que les troubles fonctionnels déterminés par la contracture ont disparu. Il ne reste plus qu'une diminution de volume de la cuisse et de la jambe (25 millimètres), qui tend chaque jour à s'effacer. Tous les muscles se contractent normalement par la volonté et l'électricité.

Contre la dystrophie, comme moyens adjuvants des plus utiles, on pourra donner des douches, faire le massage. Ces moyens devraient être employés avec le plus grand soin, si l'on ne pouvait se servir du traitement électrique.

Dans ce cas, on aurait soin d'imprimer des mouvements au membre, pour éviter les funestes effets que détermine l'immobilité sur les articulations.

CONCLUSION

1° La contracture est consécutive à une contusion nerveuse.

2° Elle présente des caractères qui la différencient de celles qui ont des arthropathies pour point de départ ;

3° C'est à une névrite ascendante qu'est due la marche de la contracture ;

4° Le meilleur traitement consiste dans l'emploi des courants continus.

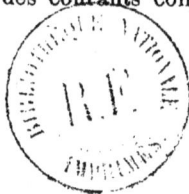

www.ingramcontent.com/pod-product-compliance
Lightning Source LLC
Chambersburg PA
CBHW071350200326
41520CB00013B/3174